Betäubungsmittelbuch

Dr. med. h. c. Kai Kötter

ISBN: 9798729873678
Verlag: Independently Published

BTM:							
Datum	Lieferant / Patient	Zugang	Abgang	Bestand	Arzt	Rezept NR	Kont rolle
			Übertrag:				
			Übertrag:				

BTM:							
Datum	Lieferant / Patient	Zugang	Abgang	Bestand	Arzt	Rezept NR	Kont rolle
			Übertrag:				
			Übertrag:				

BTM:							
Datum	Lieferant / Patient	Zugang	Abgang	Bestand	Arzt	Rezept NR	Kontrolle
			Übertrag:				
			Übertrag:				

BTM:							
Datum	Lieferant / Patient	Zugang	Abgang	Bestand	Arzt	Rezept NR	Kontrolle
			Übertrag:				
			Übertrag:				

BTM:							
Datum	Lieferant / Patient	Zugang	Abgang	Bestand	Arzt	Rezept NR	Kont rolle
			Übertrag:				
			Übertrag:				

BTM:							
Datum	Lieferant / Patient	Zugang	Abgang	Bestand	Arzt	Rezept NR	Kont rolle
			Übertrag:				
			Übertrag:				

BTM:							
Datum	Lieferant / Patient	Zugang	Abgang	Bestand	Arzt	Rezept NR	Kontrolle
			Übertrag:				
			Übertrag:				

BTM:

Datum	Lieferant / Patient	Zugang	Abgang	Bestand	Arzt	Rezept NR	Kont rolle
			Übertrag:				
			Übertrag:				

BTM:							
Datum	Lieferant / Patient	Zugang	Abgang	Bestand	Arzt	Rezept NR	Kont rolle
			Übertrag:				
			Übertrag:				

BTM:							
Datum	Lieferant / Patient	Zugang	Abgang	Bestand	Arzt	Rezept NR	Kont rolle
			Übertrag:				
			Übertrag:				

BTM:							
Datum	Lieferant / Patient	Zugang	Abgang	Bestand	Arzt	Rezept NR	Kont rolle
			Übertrag:				
			Übertrag:				

BTM:

Datum	Lieferant / Patient	Zugang	Abgang	Bestand	Arzt	Rezept NR	Kont rolle
			Übertrag:				
			Übertrag:				

BTM:

Datum	Lieferant / Patient	Zugang	Abgang	Bestand	Arzt	Rezept NR	Kont rolle
			Übertrag:				
			Übertrag:				

BTM:							
Datum	Lieferant / Patient	Zugang	Abgang	Bestand	Arzt	Rezept NR	Kont rolle
			Übertrag:				
			Übertrag:				

BTM:							
Datum	Lieferant / Patient	Zugang	Abgang	Bestand	Arzt	Rezept NR	Kont rolle
			Übertrag:				
			Übertrag:				

BTM:							
Datum	Lieferant / Patient	Zugang	Abgang	Bestand	Arzt	Rezept NR	Kont rolle
			Übertrag:				
			Übertrag:				

BTM:							
Datum	Lieferant / Patient	Zugang	Abgang	Bestand	Arzt	Rezept NR	Kontrolle
			Übertrag:				
			Übertrag:				

BTM:							
Datum	Lieferant / Patient	Zugang	Abgang	Bestand	Arzt	Rezept NR	Kont rolle
			Übertrag:				
			Übertrag:				

BTM:							
Datum	Lieferant / Patient	Zugang	Abgang	Bestand	Arzt	Rezept NR	Kont rolle
			Übertrag:				
			Übertrag:				

BTM:							
Datum	Lieferant / Patient	Zugang	Abgang	Bestand	Arzt	Rezept NR	Kont rolle
			Übertrag:				
			Übertrag:				

BTM:							
Datum	Lieferant / Patient	Zugang	Abgang	Bestand	Arzt	Rezept NR	Kont rolle
			Übertrag:				
			Übertrag:				

BTM:							
Datum	Lieferant / Patient	Zugang	Abgang	Bestand	Arzt	Rezept NR	Kont rolle
			Übertrag:				
			Übertrag:				

BTM:							
Datum	Lieferant / Patient	Zugang	Abgang	Bestand	Arzt	Rezept NR	Kont rolle
			Übertrag:				
			Übertrag:				

BTM:							
Datum	Lieferant / Patient	Zugang	Abgang	Bestand	Arzt	Rezept NR	Kont rolle
			Übertrag:				
			Übertrag:				

BTM:							
Datum	Lieferant / Patient	Zugang	Abgang	Bestand	Arzt	Rezept NR	Kont rolle
			Übertrag:				
			Übertrag:				

BTM:							
Datum	Lieferant / Patient	Zugang	Abgang	Bestand	Arzt	Rezept NR	Kont rolle
			Übertrag:				
			Übertrag:				

BTM:							
Datum	Lieferant / Patient	Zugang	Abgang	Bestand	Arzt	Rezept NR	Kont rolle
			Übertrag:				
			Übertrag:				

BTM:							
Datum	Lieferant / Patient	Zugang	Abgang	Bestand	Arzt	Rezept NR	Kont rolle
			Übertrag:				
			Übertrag:				

BTM:							
Datum	Lieferant / Patient	Zugang	Abgang	Bestand	Arzt	Rezept NR	Kont rolle
			Übertrag:				
			Übertrag:				

BTM:							
Datum	Lieferant / Patient	Zugang	Abgang	Bestand	Arzt	Rezept NR	Kont rolle
			Übertrag:				
			Übertrag:				

BTM:							
Datum	Lieferant / Patient	Zugang	Abgang	Bestand	Arzt	Rezept NR	Kont rolle
			Übertrag:				
			Übertrag:				

BTM:							
Datum	Lieferant / Patient	Zugang	Abgang	Bestand	Arzt	Rezept NR	Kont rolle
			Übertrag:				
			Übertrag:				

BTM:							
Datum	Lieferant / Patient	Zugang	Abgang	Bestand	Arzt	Rezept NR	Kontrolle
			Übertrag:				
			Übertrag:				

BTM:							
Datum	Lieferant / Patient	Zugang	Abgang	Bestand	Arzt	Rezept NR	Kont rolle
			Übertrag:				
			Übertrag:				

BTM:							
Datum	Lieferant / Patient	Zugang	Abgang	Bestand	Arzt	Rezept NR	Kont rolle
			Übertrag:				
			Übertrag:				

BTM:							
Datum	Lieferant / Patient	Zugang	Abgang	Bestand	Arzt	Rezept NR	Kont rolle
			Übertrag:				
			Übertrag:				

BTM:							
Datum	Lieferant / Patient	Zugang	Abgang	Bestand	Arzt	Rezept NR	Kont rolle
			Übertrag:				
			Übertrag:				

BTM:							
Datum	Lieferant / Patient	Zugang	Abgang	Bestand	Arzt	Rezept NR	Kont rolle
			Übertrag:				
			Übertrag:				

BTM:

Datum	Lieferant / Patient	Zugang	Abgang	Bestand	Arzt	Rezept NR	Kont rolle
			Übertrag:				
			Übertrag:				

BTM:							
Datum	Lieferant / Patient	Zugang	Abgang	Bestand	Arzt	Rezept NR	Kontrolle
			Übertrag:				
			Übertrag:				

BTM:							
Datum	Lieferant / Patient	Zugang	Abgang	Bestand	Arzt	Rezept NR	Kont rolle
			Übertrag:				
			Übertrag:				

BTM:							
Datum	Lieferant / Patient	Zugang	Abgang	Bestand	Arzt	Rezept NR	Kont rolle
			Übertrag:				
			Übertrag:				

BTM:							
Datum	Lieferant / Patient	Zugang	Abgang	Bestand	Arzt	Rezept NR	Kont rolle
			Übertrag:				
			Übertrag:				

BTM:							
Datum	Lieferant / Patient	Zugang	Abgang	Bestand	Arzt	Rezept NR	Kont rolle
			Übertrag:				
			Übertrag:				

BTM:							
Datum	Lieferant / Patient	Zugang	Abgang	Bestand	Arzt	Rezept NR	Kont rolle
			Übertrag:				
			Übertrag:				

BTM:							
Datum	Lieferant / Patient	Zugang	Abgang	Bestand	Arzt	Rezept NR	Kont rolle
			Übertrag:				
			Übertrag:				

BTM:							
Datum	Lieferant / Patient	Zugang	Abgang	Bestand	Arzt	Rezept NR	Kontrolle
			Übertrag:				
			Übertrag:				

BTM:							
Datum	Lieferant / Patient	Zugang	Abgang	Bestand	Arzt	Rezept NR	Kont rolle
			Übertrag:				
			Übertrag:				

BTM:							
Datum	Lieferant / Patient	Zugang	Abgang	Bestand	Arzt	Rezept NR	Kontrolle
			Übertrag:				
			Übertrag:				

BTM:							
Datum	Lieferant / Patient	Zugang	Abgang	Bestand	Arzt	Rezept NR	Kontrolle
			Übertrag:				
			Übertrag:				

BTM:							
Datum	Lieferant / Patient	Zugang	Abgang	Bestand	Arzt	Rezept NR	Kont rolle
			Übertrag:				
			Übertrag:				

BTM:							
Datum	Lieferant / Patient	Zugang	Abgang	Bestand	Arzt	Rezept NR	Kont rolle
			Übertrag:				
			Übertrag:				

BTM:							
Datum	Lieferant / Patient	Zugang	Abgang	Bestand	Arzt	Rezept NR	Kont rolle
			Übertrag:				
			Übertrag:				

BTM:							
Datum	Lieferant / Patient	Zugang	Abgang	Bestand	Arzt	Rezept NR	Kont rolle
			Übertrag:				
			Übertrag:				

BTM:							
Datum	Lieferant / Patient	Zugang	Abgang	Bestand	Arzt	Rezept NR	Kontrolle
			Übertrag:				
			Übertrag:				

BTM:							
Datum	Lieferant / Patient	Zugang	Abgang	Bestand	Arzt	Rezept NR	Kont rolle
			Übertrag:				
			Übertrag:				

BTM:							
Datum	Lieferant / Patient	Zugang	Abgang	Bestand	Arzt	Rezept NR	Kontrolle
			Übertrag:				
			Übertrag:				

BTM:							
Datum	Lieferant / Patient	Zugang	Abgang	Bestand	Arzt	Rezept NR	Kont rolle
			Übertrag:				
			Übertrag:				

BTM:							
Datum	Lieferant / Patient	Zugang	Abgang	Bestand	Arzt	Rezept NR	Kont rolle
			Übertrag:				
			Übertrag:				

BTM:							
Datum	Lieferant / Patient	Zugang	Abgang	Bestand	Arzt	Rezept NR	Kont rolle
			Übertrag:				
			Übertrag:				

BTM:							
Datum	Lieferant / Patient	Zugang	Abgang	Bestand	Arzt	Rezept NR	Kontrolle
			Übertrag:				
			Übertrag:				

BTM:							
Datum	Lieferant / Patient	Zugang	Abgang	Bestand	Arzt	Rezept NR	Kont rolle
			Übertrag:				
			Übertrag:				

BTM:							
Datum	Lieferant / Patient	Zugang	Abgang	Bestand	Arzt	Rezept NR	Kont rolle
			Übertrag:				
			Übertrag:				

BTM:							
Datum	Lieferant / Patient	Zugang	Abgang	Bestand	Arzt	Rezept NR	Kont rolle
			Übertrag:				
			Übertrag:				

BTM:							
Datum	Lieferant / Patient	Zugang	Abgang	Bestand	Arzt	Rezept NR	Kontrolle
			Übertrag:				
			Übertrag:				

BTM:							
Datum	Lieferant / Patient	Zugang	Abgang	Bestand	Arzt	Rezept NR	Kont rolle
			Übertrag:				
			Übertrag:				

BTM:

Datum	Lieferant / Patient	Zugang	Abgang	Bestand	Arzt	Rezept NR	Kont rolle
			Übertrag:				
			Übertrag:				

BTM:							
Datum	Lieferant / Patient	Zugang	Abgang	Bestand	Arzt	Rezept NR	Kont rolle
			Übertrag:				
			Übertrag:				

BTM:							
Datum	Lieferant / Patient	Zugang	Abgang	Bestand	Arzt	Rezept NR	Kont rolle
			Übertrag:				
			Übertrag:				

BTM:							
Datum	Lieferant / Patient	Zugang	Abgang	Bestand	Arzt	Rezept NR	Kont rolle
			Übertrag:				
			Übertrag:				

BTM:

Datum	Lieferant / Patient	Zugang	Abgang	Bestand	Arzt	Rezept NR	Kontrolle
			Übertrag:				
			Übertrag:				

BTM:							
Datum	Lieferant / Patient	Zugang	Abgang	Bestand	Arzt	Rezept NR	Kont rolle
			Übertrag:				
			Übertrag:				

BTM:							
Datum	Lieferant / Patient	Zugang	Abgang	Bestand	Arzt	Rezept NR	Kont rolle
			Übertrag:				
			Übertrag:				

BTM:							
Datum	Lieferant / Patient	Zugang	Abgang	Bestand	Arzt	Rezept NR	Kont rolle
			Übertrag:				
			Übertrag:				

BTM:							
Datum	Lieferant / Patient	Zugang	Abgang	Bestand	Arzt	Rezept NR	Kont rolle
			Übertrag:				
			Übertrag:				

BTM:							
Datum	Lieferant / Patient	Zugang	Abgang	Bestand	Arzt	Rezept NR	Kont rolle
			Übertrag:				
			Übertrag:				

BTM:							
Datum	Lieferant / Patient	Zugang	Abgang	Bestand	Arzt	Rezept NR	Kont rolle
			Übertrag:				
			Übertrag:				

BTM:							
Datum	Lieferant / Patient	Zugang	Abgang	Bestand	Arzt	Rezept NR	Kont rolle
			Übertrag:				
			Übertrag:				

BTM:							
Datum	Lieferant / Patient	Zugang	Abgang	Bestand	Arzt	Rezept NR	Kont rolle
			Übertrag:				
			Übertrag:				

BTM:							
Datum	Lieferant / Patient	Zugang	Abgang	Bestand	Arzt	Rezept NR	Kont rolle
			Übertrag:				
			Übertrag:				

BTM:							
Datum	Lieferant / Patient	Zugang	Abgang	Bestand	Arzt	Rezept NR	Kont rolle
			Übertrag:				
			Übertrag:				

BTM:							
Datum	Lieferant / Patient	Zugang	Abgang	Bestand	Arzt	Rezept NR	Kont rolle
			Übertrag:				
			Übertrag:				

BTM:							
Datum	Lieferant / Patient	Zugang	Abgang	Bestand	Arzt	Rezept NR	Kont rolle
			Übertrag:				
			Übertrag:				

BTM:							
Datum	Lieferant / Patient	Zugang	Abgang	Bestand	Arzt	Rezept NR	Kont rolle
			Übertrag:				
			Übertrag:				

BTM:							
Datum	Lieferant / Patient	Zugang	Abgang	Bestand	Arzt	Rezept NR	Kont rolle
			Übertrag:				
			Übertrag:				

BTM:							
Datum	Lieferant / Patient	Zugang	Abgang	Bestand	Arzt	Rezept NR	Kont rolle
			Übertrag:				
			Übertrag:				

BTM:							
Datum	Lieferant / Patient	Zugang	Abgang	Bestand	Arzt	Rezept NR	Kont rolle
			Übertrag:				
			Übertrag:				

BTM:								
Datum	Lieferant / Patient	Zugang	Abgang	Bestand	Arzt	Rezept NR	Kont rolle
			Übertrag:				
			Übertrag:				

BTM:							
Datum	Lieferant / Patient	Zugang	Abgang	Bestand	Arzt	Rezept NR	Kont rolle
			Übertrag:				
			Übertrag:				

BTM:							
Datum	Lieferant / Patient	Zugang	Abgang	Bestand	Arzt	Rezept NR	Kont rolle
			Übertrag:				
			Übertrag:				

BTM:							
Datum	Lieferant / Patient	Zugang	Abgang	Bestand	Arzt	Rezept NR	Kont rolle
			Übertrag:				
			Übertrag:				

BTM:							
Datum	Lieferant / Patient	Zugang	Abgang	Bestand	Arzt	Rezept NR	Kont rolle
			Übertrag:				
			Übertrag:				

BTM:							
Datum	Lieferant / Patient	Zugang	Abgang	Bestand	Arzt	Rezept NR	Kont rolle
			Übertrag:				
			Übertrag:				

BTM:							
Datum	Lieferant / Patient	Zugang	Abgang	Bestand	Arzt	Rezept NR	Kont rolle
			Übertrag:				
			Übertrag:				

BTM:							
Datum	Lieferant / Patient	Zugang	Abgang	Bestand	Arzt	Rezept NR	Kont rolle
			Übertrag:				
			Übertrag:				

BTM:							
Datum	Lieferant / Patient	Zugang	Abgang	Bestand	Arzt	Rezept NR	Kont rolle
			Übertrag:				
			Übertrag:				

BTM:							
Datum	Lieferant / Patient	Zugang	Abgang	Bestand	Arzt	Rezept NR	Kont rolle
			Übertrag:				
			Übertrag:				

BTM:							
Datum	Lieferant / Patient	Zugang	Abgang	Bestand	Arzt	Rezept NR	Kont rolle
			Übertrag:				
			Übertrag:				

BTM:							
Datum	Lieferant / Patient	Zugang	Abgang	Bestand	Arzt	Rezept NR	Kont rolle
			Übertrag:				
			Übertrag:				

BTM:							
Datum	Lieferant / Patient	Zugang	Abgang	Bestand	Arzt	Rezept NR	Kont rolle
			Übertrag:				
			Übertrag:				

BTM:							
Datum	Lieferant / Patient	Zugang	Abgang	Bestand	Arzt	Rezept NR	Kont rolle
			Übertrag:				
			Übertrag:				

BTM:							
Datum	Lieferant / Patient	Zugang	Abgang	Bestand	Arzt	Rezept NR	Kont rolle
			Übertrag:				
			Übertrag:				

BTM:							
Datum	Lieferant / Patient	Zugang	Abgang	Bestand	Arzt	Rezept NR	Kontrolle
			Übertrag:				
			Übertrag:				

BTM:							
Datum	Lieferant / Patient	Zugang	Abgang	Bestand	Arzt	Rezept NR	Kont rolle
			Übertrag:				
			Übertrag:				

BTM:							
Datum	Lieferant / Patient	Zugang	Abgang	Bestand	Arzt	Rezept NR	Kont rolle
			Übertrag:				
			Übertrag:				

BTM:							
Datum	Lieferant / Patient	Zugang	Abgang	Bestand	Arzt	Rezept NR	Kont rolle
			Übertrag:				
			Übertrag:				

BTM:							
Datum	Lieferant / Patient	Zugang	Abgang	Bestand	Arzt	Rezept NR	Kont rolle
			Übertrag:				
			Übertrag:				

BTM:							
Datum	Lieferant / Patient	Zugang	Abgang	Bestand	Arzt	Rezept NR	Kont rolle
			Übertrag:				
			Übertrag:				

BTM:							
Datum	Lieferant / Patient	Zugang	Abgang	Bestand	Arzt	Rezept NR	Kont rolle
			Übertrag:				
			Übertrag:				

BTM:							
Datum	Lieferant / Patient	Zugang	Abgang	Bestand	Arzt	Rezept NR	Kont rolle
			Übertrag:				
			Übertrag:				

BTM:							
Datum	Lieferant / Patient	Zugang	Abgang	Bestand	Arzt	Rezept NR	Kontrolle
			Übertrag:				
			Übertrag:				

BTM:							
Datum	Lieferant / Patient	Zugang	Abgang	Bestand	Arzt	Rezept NR	Kont rolle
			Übertrag:				
			Übertrag:				

BTM:							
Datum	Lieferant / Patient	Zugang	Abgang	Bestand	Arzt	Rezept NR	Kont rolle
			Übertrag:				
			Übertrag:				

BTM:							
Datum	Lieferant / Patient	Zugang	Abgang	Bestand	Arzt	Rezept NR	Kont rolle
			Übertrag:				
			Übertrag:				

BTM:							
Datum	Lieferant / Patient	Zugang	Abgang	Bestand	Arzt	Rezept NR	Kont rolle
			Übertrag:				
			Übertrag:				

BTM:							
Datum	Lieferant / Patient	Zugang	Abgang	Bestand	Arzt	Rezept NR	Kont rolle
			Übertrag:				
			Übertrag:				

BTM:							
Datum	Lieferant / Patient	Zugang	Abgang	Bestand	Arzt	Rezept NR	Kontrolle
			Übertrag:				
			Übertrag:				

BTM:							
Datum	Lieferant / Patient	Zugang	Abgang	Bestand	Arzt	Rezept NR	Kont rolle
			Übertrag:				
			Übertrag:				

BTM:							
Datum	Lieferant / Patient	Zugang	Abgang	Bestand	Arzt	Rezept NR	Kont rolle
			Übertrag:				
			Übertrag:				

BTM:

Datum	Lieferant / Patient	Zugang	Abgang	Bestand	Arzt	Rezept NR	Kontrolle
			Übertrag:				
			Übertrag:				

BTM:							
Datum	Lieferant / Patient	Zugang	Abgang	Bestand	Arzt	Rezept NR	Kontrolle
			Übertrag:				
			Übertrag:				

BTM:							
Datum	Lieferant / Patient	Zugang	Abgang	Bestand	Arzt	Rezept NR	Kontrolle
			Übertrag:				
			Übertrag:				

BTM:							
Datum	Lieferant / Patient	Zugang	Abgang	Bestand	Arzt	Rezept NR	Kont rolle
			Übertrag:				
			Übertrag:				

BTM:							
Datum	Lieferant / Patient	Zugang	Abgang	Bestand	Arzt	Rezept NR	Kont rolle
			Übertrag:				
			Übertrag:				

BTM:							
Datum	Lieferant / Patient	Zugang	Abgang	Bestand	Arzt	Rezept NR	Kontrolle
			Übertrag:				
			Übertrag:				

BTM:							
Datum	Lieferant / Patient	Zugang	Abgang	Bestand	Arzt	Rezept NR	Kontrolle
			Übertrag:				
			Übertrag:				

BTM:							
Datum	Lieferant / Patient	Zugang	Abgang	Bestand	Arzt	Rezept NR	Kontrolle
			Übertrag:				
			Übertrag:				

BTM:

Datum	Lieferant / Patient	Zugang	Abgang	Bestand	Arzt	Rezept NR	Kont rolle
			Übertrag:				
			Übertrag:				

BTM:							
Datum	Lieferant / Patient	Zugang	Abgang	Bestand	Arzt	Rezept NR	Kont rolle
			Übertrag:				
			Übertrag:				

BTM:							
Datum	Lieferant / Patient	Zugang	Abgang	Bestand	Arzt	Rezept NR	Kont rolle
			Übertrag:				
			Übertrag:				

BTM:							
Datum	Lieferant / Patient	Zugang	Abgang	Bestand	Arzt	Rezept NR	Kont rolle
			Übertrag:				
			Übertrag:				

BTM:

Datum	Lieferant / Patient	Zugang	Abgang	Bestand	Arzt	Rezept NR	Kont rolle
			Übertrag:				
			Übertrag:				

BTM:							
Datum	Lieferant / Patient	Zugang	Abgang	Bestand	Arzt	Rezept NR	Kontrolle
			Übertrag:				
			Übertrag:				

BTM:

Datum	Lieferant / Patient	Zugang	Abgang	Bestand	Arzt	Rezept NR	Kont rolle
			Übertrag:				
			Übertrag:				

BTM:							
Datum	Lieferant / Patient	Zugang	Abgang	Bestand	Arzt	Rezept NR	Kont rolle
			Übertrag:				
			Übertrag:				

BTM:							
Datum	Lieferant / Patient	Zugang	Abgang	Bestand	Arzt	Rezept NR	Kont rolle
			Übertrag:				
			Übertrag:				

BTM:							
Datum	Lieferant / Patient	Zugang	Abgang	Bestand	Arzt	Rezept NR	Kontrolle
			Übertrag:				
			Übertrag:				

BTM:							
Datum	Lieferant / Patient	Zugang	Abgang	Bestand	Arzt	Rezept NR	Kont rolle
			Übertrag:				
			Übertrag:				

BTM:							
Datum	Lieferant / Patient	Zugang	Abgang	Bestand	Arzt	Rezept NR	Kontrolle
			Übertrag:				
			Übertrag:				

BTM:							
Datum	Lieferant / Patient	Zugang	Abgang	Bestand	Arzt	Rezept NR	Kont rolle
			Übertrag:				
			Übertrag:				

BTM:							
Datum	Lieferant / Patient	Zugang	Abgang	Bestand	Arzt	Rezept NR	Kont rolle
			Übertrag:				
			Übertrag:				

BTM:							
Datum	Lieferant / Patient	Zugang	Abgang	Bestand	Arzt	Rezept NR	Kont rolle
			Übertrag:				
			Übertrag:				

BTM:							
Datum	Lieferant / Patient	Zugang	Abgang	Bestand	Arzt	Rezept NR	Kont rolle
			Übertrag:				
			Übertrag:				

BTM:							
Datum	Lieferant / Patient	Zugang	Abgang	Bestand	Arzt	Rezept NR	Kont rolle
			Übertrag:				
			Übertrag:				

BTM:							
Datum	Lieferant / Patient	Zugang	Abgang	Bestand	Arzt	Rezept NR	Kontrolle
			Übertrag:				
			Übertrag:				

BTM:							
Datum	Lieferant / Patient	Zugang	Abgang	Bestand	Arzt	Rezept NR	Kont rolle
			Übertrag:				
			Übertrag:				

BTM:							
Datum	Lieferant / Patient	Zugang	Abgang	Bestand	Arzt	Rezept NR	Kont rolle
			Übertrag:				
			Übertrag:				

BTM:							
Datum	Lieferant / Patient	Zugang	Abgang	Bestand	Arzt	Rezept NR	Kont rolle
			Übertrag:				
			Übertrag:				

BTM:							
Datum	Lieferant / Patient	Zugang	Abgang	Bestand	Arzt	Rezept NR	Kontrolle
			Übertrag:				
			Übertrag:				

BTM:							
Datum	Lieferant / Patient	Zugang	Abgang	Bestand	Arzt	Rezept NR	Kont rolle
			Übertrag:				
			Übertrag:				

BTM:							
Datum	Lieferant / Patient	Zugang	Abgang	Bestand	Arzt	Rezept NR	Kontrolle
			Übertrag:				
			Übertrag:				

BTM:							
Datum	Lieferant / Patient	Zugang	Abgang	Bestand	Arzt	Rezept NR	Kontrolle
			Übertrag:				
			Übertrag:				

BTM:

Datum	Lieferant / Patient	Zugang	Abgang	Bestand	Arzt	Rezept NR	Kont rolle
			Übertrag:				
			Übertrag:				

BTM:							
Datum	Lieferant / Patient	Zugang	Abgang	Bestand	Arzt	Rezept NR	Kont rolle
			Übertrag:				
			Übertrag:				

BTM:							
Datum	Lieferant / Patient	Zugang	Abgang	Bestand	Arzt	Rezept NR	Kontrolle
			Übertrag:				
			Übertrag:				

BTM:							
Datum	Lieferant / Patient	Zugang	Abgang	Bestand	Arzt	Rezept NR	Kont rolle
			Übertrag:				
			Übertrag:				

BTM:

Datum	Lieferant / Patient	Zugang	Abgang	Bestand	Arzt	Rezept NR	Kont rolle
			Übertrag:				
			Übertrag:				

BTM:							
Datum	Lieferant / Patient	Zugang	Abgang	Bestand	Arzt	Rezept NR	Kont rolle
			Übertrag:				
			Übertrag:				

BTM:							
Datum	Lieferant / Patient	Zugang	Abgang	Bestand	Arzt	Rezept NR	Kontrolle
			Übertrag:				
			Übertrag:				

BTM:							
Datum	Lieferant / Patient	Zugang	Abgang	Bestand	Arzt	Rezept NR	Kontrolle
			Übertrag:				
			Übertrag:				

BTM:

Datum	Lieferant / Patient	Zugang	Abgang	Bestand	Arzt	Rezept NR	Kontrolle
			Übertrag:				
			Übertrag:				

BTM:

Datum	Lieferant / Patient	Zugang	Abgang	Bestand	Arzt	Rezept NR	Kont rolle
			Übertrag:				
			Übertrag:				

BTM:							
Datum	Lieferant / Patient	Zugang	Abgang	Bestand	Arzt	Rezept NR	Kont rolle
			Übertrag:				
			Übertrag:				

BTM:							
Datum	Lieferant / Patient	Zugang	Abgang	Bestand	Arzt	Rezept NR	Kont rolle
			Übertrag:				
			Übertrag:				

BTM:							
Datum	Lieferant / Patient	Zugang	Abgang	Bestand	Arzt	Rezept NR	Kont rolle
			Übertrag:				
			Übertrag:				

BTM:

Datum	Lieferant / Patient	Zugang	Abgang	Bestand	Arzt	Rezept NR	Kontrolle
			Übertrag:				
			Übertrag:				

BTM:							
Datum	Lieferant / Patient	Zugang	Abgang	Bestand	Arzt	Rezept NR	Kontrolle
			Übertrag:				
			Übertrag:				

BTM:							
Datum	Lieferant / Patient	Zugang	Abgang	Bestand	Arzt	Rezept NR	Kontrolle
			Übertrag:				
			Übertrag:				

BTM:							
Datum	Lieferant / Patient	Zugang	Abgang	Bestand	Arzt	Rezept NR	Kont rolle
			Übertrag:				
			Übertrag:				

BTM:							
Datum	Lieferant / Patient	Zugang	Abgang	Bestand	Arzt	Rezept NR	Kontrolle
			Übertrag:				
			Übertrag:				

BTM:							
Datum	Lieferant / Patient	Zugang	Abgang	Bestand	Arzt	Rezept NR	Kont rolle
			Übertrag:				
			Übertrag:				

BTM:							
Datum	Lieferant / Patient	Zugang	Abgang	Bestand	Arzt	Rezept NR	Kont rolle
			Übertrag:				
			Übertrag:				

BTM:							
Datum	Lieferant / Patient	Zugang	Abgang	Bestand	Arzt	Rezept NR	Kontrolle
			Übertrag:				
			Übertrag:				

BTM:							
Datum	Lieferant / Patient	Zugang	Abgang	Bestand	Arzt	Rezept NR	Kontrolle
			Übertrag:				
			Übertrag:				

BTM:							
Datum	Lieferant / Patient	Zugang	Abgang	Bestand	Arzt	Rezept NR	Kont rolle
			Übertrag:				
			Übertrag:				

BTM:							
Datum	Lieferant / Patient	Zugang	Abgang	Bestand	Arzt	Rezept NR	Kont rolle
			Übertrag:				
			Übertrag:				

BTM:							
Datum	Lieferant / Patient	Zugang	Abgang	Bestand	Arzt	Rezept NR	Kontrolle
			Übertrag:				
			Übertrag:				

BTM:							
Datum	Lieferant / Patient	Zugang	Abgang	Bestand	Arzt	Rezept NR	Kont rolle
			Übertrag:				
			Übertrag:				

BTM:							
Datum	Lieferant / Patient	Zugang	Abgang	Bestand	Arzt	Rezept NR	Kontrolle
			Übertrag:				
			Übertrag:				

BTM:							
Datum	Lieferant / Patient	Zugang	Abgang	Bestand	Arzt	Rezept NR	Kont rolle
			Übertrag:				
			Übertrag:				

BTM:							
Datum	Lieferant / Patient	Zugang	Abgang	Bestand	Arzt	Rezept NR	Kontrolle
			Übertrag:				
			Übertrag:				

BTM:							
Datum	Lieferant / Patient	Zugang	Abgang	Bestand	Arzt	Rezept NR	Kont rolle
			Übertrag:				
			Übertrag:				

BTM:							
Datum	Lieferant / Patient	Zugang	Abgang	Bestand	Arzt	Rezept NR	Kont rolle
			Übertrag:				
			Übertrag:				

BTM:							
Datum	Lieferant / Patient	Zugang	Abgang	Bestand	Arzt	Rezept NR	Kont rolle
			Übertrag:				
			Übertrag:				

BTM:							
Datum	Lieferant / Patient	Zugang	Abgang	Bestand	Arzt	Rezept NR	Kontrolle
			Übertrag:				
			Übertrag:				

BTM:							
Datum	Lieferant / Patient	Zugang	Abgang	Bestand	Arzt	Rezept NR	Kont rolle
			Übertrag:				
			Übertrag:				

BTM:							
Datum	Lieferant / Patient	Zugang	Abgang	Bestand	Arzt	Rezept NR	Kontrolle
			Übertrag:				
			Übertrag:				

BTM:							
Datum	Lieferant / Patient	Zugang	Abgang	Bestand	Arzt	Rezept NR	Kont rolle
			Übertrag:				
			Übertrag:				

BTM:							
Datum	Lieferant / Patient	Zugang	Abgang	Bestand	Arzt	Rezept NR	Kont rolle
			Übertrag:				
			Übertrag:				

BTM:							
Datum	Lieferant / Patient	Zugang	Abgang	Bestand	Arzt	Rezept NR	Kont rolle
			Übertrag:				
			Übertrag:				

BTM:							
Datum	Lieferant / Patient	Zugang	Abgang	Bestand	Arzt	Rezept NR	Kont rolle
			Übertrag:				
			Übertrag:				

BTM:							
Datum	Lieferant / Patient	Zugang	Abgang	Bestand	Arzt	Rezept NR	Kont rolle
			Übertrag:				
			Übertrag:				

BTM:							
Datum	Lieferant / Patient	Zugang	Abgang	Bestand	Arzt	Rezept NR	Kontrolle
			Übertrag:				
			Übertrag:				

BTM:							
Datum	Lieferant / Patient	Zugang	Abgang	Bestand	Arzt	Rezept NR	Kont rolle
			Übertrag:				
			Übertrag:				

BTM:							
Datum	Lieferant / Patient	Zugang	Abgang	Bestand	Arzt	Rezept NR	Kont rolle
			Übertrag:				
			Übertrag:				

BTM:							
Datum	Lieferant / Patient	Zugang	Abgang	Bestand	Arzt	Rezept NR	Kont rolle
			Übertrag:				
			Übertrag:				

BTM:							
Datum	Lieferant / Patient	Zugang	Abgang	Bestand	Arzt	Rezept NR	Kont rolle
			Übertrag:				
			Übertrag:				

BTM:							
Datum	Lieferant / Patient	Zugang	Abgang	Bestand	Arzt	Rezept NR	Kontrolle
			Übertrag:				
			Übertrag:				

BTM:

Datum	Lieferant / Patient	Zugang	Abgang	Bestand	Arzt	Rezept NR	Kont rolle
			Übertrag:				
			Übertrag:				

BTM:							
Datum	Lieferant / Patient	Zugang	Abgang	Bestand	Arzt	Rezept NR	Kont rolle
			Übertrag:				
			Übertrag:				

BTM:							
Datum	Lieferant / Patient	Zugang	Abgang	Bestand	Arzt	Rezept NR	Kontrolle
			Übertrag:				
			Übertrag:				

Printed in Poland
by Amazon Fulfillment
Poland Sp. z o.o., Wrocław

28686533R00114